Farès Azaiez

Angioplastia do óstio da artéria interventricular anterior

Farès Azaiez

Angioplastia do óstio da artéria interventricular anterior

Abordagens técnicas e resultados a médio prazo

ScienciaScripts

Cover image: www.ingimage.com

This book is a translation from the original published under ISBN 978-620-6-72471-1.

Publisher:
Sciencia Scripts
is a trademark of
Dodo Books Indian Ocean Ltd. and OmniScriptum S.R.L publishing group

120 High Road, East Finchley, London, N2 9ED, United Kingdom
Str. Armeneasca 28/1, office 1, Chisinau MD-2012, Republic of Moldova, Europe
Printed at: see last page
ISBN: 978-620-8-17730-0

ÍNDICE DE CONTEÚDOS

INTRODUÇÃO

A estenose significativa da artéria interventricular anterior (AIA) ostial é uma lesão complexa que representa um desafio técnico e processual para o cardiologista de intervenção durante a intervenção coronária percutânea (ICP).

Classificada como uma lesão de bifurcação do tronco comum esquerdo (TCE) [1], está associada a um prognóstico espontaneamente mau devido à extensão do território miocárdico em risco e ao risco de morte súbita em caso de oclusão aguda [2-4].

A localização ostial é também caracterizada pela presença mais frequente de calcificações e fibrose em comparação com as lesões não ostiais, tornando-a um fator de risco independente para a reestenose e recorrência isquémica [5, 6].

A estratégia percutânea óptima para o tratamento da estenose ostial da ACI permanece incerta, de acordo com o recente documento de consenso do European Bifurcation Club (EBC) [7].

Em termos de posicionamento do stent, são possíveis duas

estratégias básicas: Stenting Ostial (OS) a partir da IVA e Stenting Crossover (CS) a partir do TCG para a IVA. Baseado em estudos de imagem endocoronária mostrando que as lesões ostiais da IVA freqüentemente se estendem para o TCG distal, tem sido sugerido que CS é uma técnica de angioplastia melhor que OS [8].

No entanto, os dados sobre os resultados a longo prazo destas duas estratégias com os stents actuais não são conclusivos.

Os objectivos do nosso trabalho foram :

1- Descrever as caraterísticas epidemiológicas, clínicas e angiográficas dos pacientes que foram submetidos à ICP VIA ostial.

2- Estabelecer o prognóstico a médio prazo destes doentes de acordo com a técnica de ICP utilizada (SO ou SC).

MÉTODOS

1 - Tipo de estudo

Trata-se de um estudo monocêntrico, retrospetivo e descritivo realizado no serviço de cardiologia do Hospital Mongi Slim La Marsa durante um período de três anos, de janeiro de 2019 a dezembro de 2021.

2 - População estudada

Todos os pacientes que foram submetidos a ICP VIA ostial durante o período do estudo foram analisados retrospetivamente.

2- 1- Critérios de inclusão

- Angioplastia da IVA ostial
- Idade ≥ 18 anos

2- 2- Critérios de não-inclusão

- Cirurgia prévia de bypass da artéria coronária

- Angioplastia anterior de IVA ostial

2- 3- Critérios de exclusão

- A presença de uma placa TCG na análise angiográfica

- Doentes que perderam o seguimento antes do final do período de seguimento

3- Metodologia

3- 1- Recolha de dados

Os doentes foram encaminhados dos serviços de urgência, das consultas externas, dos serviços de cardiologia periférica ou de cardiologistas independentes. Foram hospitalizados e tratados no serviço de cardiologia do hospital Mongi Slim La Marsa. Para cada doente, redigimos uma ficha com os dados epidemiológicos, clínicos e angiográficos, bem como as modalidades terapêuticas e de desenvolvimento.

Os dados recolhidos foram :

- Dados sócio-demográficos.
- Factores de risco cardiovascular.
- Envolvimento vascular periférico e outras comorbilidades.
- Apresentação clínica.
- Dados angio-coronários.
- Dados do procedimento de intervenção.
- Acompanhamento intra-hospitalar.
- Evolução.

A depuração da creatinina foi calculada através da fórmula simplificada MDRD (Modification of Diet in Renal Disease), tendo sido considerada insuficiência renal crónica (IRC) se a depuração fosse ≤60 ml/min. Todos os angiogramas coronários e angioplastias foram revistos por um cardiologista de intervenção sénior, de modo a especificar as caraterísticas angiográficas e calcular o SYNTAX Score com base na avaliação visual das lesões.

3- 2- Procedimento de angioplastia

As duas principais técnicas para a ICP do VIA ostial foram :

- Stent focal ostial da IVA sem extravasamento para o TCG (OS)
- Stenting cruzado do TCG no eixo da IVA (CS)

A escolha da técnica foi deixada ao critério do operador.

Os pacientes foram divididos em dois grupos: OS e CS.

As angioplastias programadas foram habitualmente realizadas com stents activos, exceto em situações especiais. As angioplastias realizadas ad hoc ou de urgência utilizaram stents nus e/ou stents activos, consoante a disponibilidade destes últimos. Todos os doentes receberam, antes ou durante a angioplastia, um duplo tratamento antiagregante plaquetário à base de Aspegic® (250mg em dose de carga endovenosa) e Clopidogrel (300mg ou 600mg em dose de carga) e/ou Ticagrelor (180mg em dose de carga). A heparina não fraccionada foi administrada intra-procedimento na dose de 70 UI/Kg. O uso de inibidores de GPIIbIIIa ficou a critério dos operadores. A monitorização durante pelo menos 24 horas após a angioplastia foi recomendada para todos os nossos doentes. O seguimento posterior foi assegurado quer no nosso ambulatório, quer através do médico correspondente e, na falta deste, através de contacto telefónico com o doente ou a sua família.

3- 3- Definições

_ Uma estenose da IVA ostial é considerada significativa se for ≥50%.

_Localização ostial: diz-se que uma lesão é ostial quando começa nos primeiros três milímetros do vaso.

_ Bifurcação: é uma divisão d e um ramo principal em dois vasos ≥1,5 milímetros de diâmetro. Para lesões do TCG distal, a classificação de Medina de lesões de bifurcação foi usada para descrevê-las.

_ Sucesso angiográfico: é definido por estenose angiográfica residual <30% na lesão-alvo e <50% no ramo-filho com fluxo TIMI 3 ao nível de ambos os vasos.

_ Sucesso do procedimento: é definido pelo sucesso angiográfico sem a ocorrência de eventos cardíacos intra-hospitalares importantes.

_ Infarto do miocárdio (IM): é definido de acordo com a 3ème definição universal de IM [9].

_ Reestenose intrastent: (ISR) é definida por uma estenose ≥50% no local da angioplastia (incluindo o stent e os 5 mm a montante e a jusante).

_ Revascularização da Lesão Alvo (TLR) [10]: Definida por qualquer revascularização percutânea ou cirúrgica do vaso alvo causada por uma ISR ou complicação na lesão alvo, incluindo 5 mm a montante ou a jusante do stent.

_ Eventos cardíacos adversos maiores ou MACE (Major Adverse Cardiac Events) [10]: é um critério combinado definido pela ocorrência de morte por qualquer causa, IM ou TLR.

_ Trombose de stent (TS): foi definida de acordo com a classificação do Academic Research Consortium (ARC) [11] :

_ Trombose definitiva: em caso de confirmação angiográfica ou autópsia de trombose.

_ Trombose provável: definida como qualquer morte inexplicada nos primeiros 30 dias após o implante do stent ou a ocorrência de MDI na área correspondente ao implante do stent sem confirmação angiográfica.

_Trombose possível: em caso de morte inexplicável ocorrida mais de 30 dias após a implantação do stent.

As TS foram classificadas de acordo com a data de início da trombose:

_Aguda: dentro de 24 horas após a ICP.

_Subaguda: entre o segundo dia e o 30° dia após a ICP.

_Tardio: entre 31ème e um ano após o PCI.

_Muito tardio: mais de um ano após a ICP.

3- 4- Critérios de avaliação

O endpoint primário foi a ocorrência de **MACE** durante o período de acompanhamento **de 1 ano**.

3- 5- Pesquisa bibliográfica

Os motores de busca utilizados no nosso estudo foram :

- PubMed (Medline)
- ScienceDirect
- ClinicalKey
- Google Acadêmico
- Biblioteca Cochrane

As palavras-chave utilizadas em francês foram :

- Artéria interventricular anterior ostial
- Angioplastia
- Stent

As palavras-chave utilizadas em inglês foram :

- Artéria descendente anterior ostial esquerda
- Intervenção coronária percutânea

A pesquisa destas palavras-chave na PubMed foi efectuada a nível de Medical Subject Headings (MeSH: palavras-chave do tesauro da National Library of Medicine) e Text Word (palavras no texto dos artigos).

3- 6- Entrada e análise de dados

Os dados foram introduzidos no Excel e depois exportados e analisados utilizando o software SPSS versão 23.

Calculámos frequências simples e frequências relativas para as variáveis qualitativas.

Calculámos as médias com os desvios-padrão, as medianas com os intervalos interquartis e o intervalo para as variáveis quantitativas.

Os dados de sobrevivência foram estudados através do estabelecimento de curvas de sobrevivência utilizando o método de Kaplan Meier.

A busca de fatores prognósticos de sobrevida foi realizada por meio de análise univariada (fator a fator), após transformação das variáveis contínuas em variáveis categóricas de acordo com a mediana ou níveis de risco da literatura, comparando-se as curvas de sobrevida pelo teste Log rank.

O nível de significância de p foi fixado em $\leq 0,05$.

3- 7- Considerações éticas

Declaramos que não tivemos conflitos de interesses e que respeitámos o sigilo médico em todos os casos tratados no nosso departamento.

RESULTADOS

Durante o período do estudo, foram efectuadas 1400 ICP na sala de cateterismo do Hospital Mongi Slim La Marsa. 148 pacientes foram submetidos a ICP VIA ostial, dos quais 50 preencheram os critérios de seleção (Figura 1).

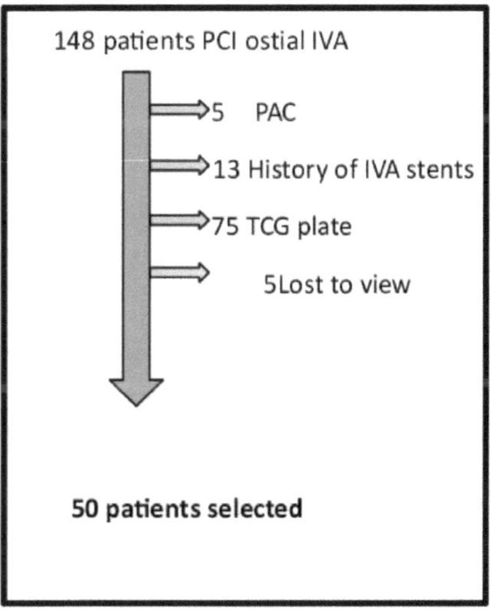

Figura 1: Fluxograma da seleção dos doentes

Os pacientes selecionados foram divididos em **dois grupos de** acordo com a estratégia de angioplastia IVA ostial:

- **1er grupo** = **OS** (stent focal ostial da IVA sem extravasamento para o TCG); **23 pacientes**

- 2ème **group** = **CS** (colocação de stent no TCG no eixo da IVA); **27 pacientes**

1- Caraterísticas gerais da população

A nossa população tinha uma idade média de 63,5 ± 14 anos, com uma clara preponderância masculina e um rácio de sexos de 6,14. O tabagismo foi o fator de risco predominante (94%). Dois terços dos doentes eram diabéticos, igualmente entre os dois grupos. Vinte doentes (40%) tinham antecedentes de angioplastia coronária. A síndrome coronária crónica representou metade das apresentações clínicas. Apenas três doentes (6%) se encontravam em choque cardiogénico à data da admissão. Na análise estatística, os dois grupos eram comparáveis em todas as caraterísticas demográficas e clínicas (Tabela I).

Tabela I: Caraterísticas demográficas e clínicas da população

	Total N = 50	Gr 1: SO N = 23	Gr 2: CS N = 27	P
Idade (anos)	63,5 ±14	62,7 ±13,2	64,1 ±14,4	0,67
Mulheres (%)	7 (14)	3 (13)	4 (15)	0,73
Fumadores (%)	47 (94)	21 (91)	26 (96)	0,81
Diabetes (%)	31 (62)	14 (61)	17 (63)	0,77
HTA (%)	20 (40)	9 (39)	11 (41)	0,42
Dislipidemia (%)	17 (34)	7 (30)	10 (37)	0,65
IRC (%)	13 (26)	7 (30)	6 (22)	0,55
HISTÓRIA DA PCI (%)	20 (40)	10 (43)	10 (37)	0,69
HISTÓRICO DE CAP (%)	0	0	0	
Apresentações clínicas (%) SCC Angina instável NSTEMI STEMI	28 (56) 7 (14) 7 (14) 8 (16)	13 (57) 3 (13) 3 (13) 3 (13)	15 (55) 4 (15) 4 (15) 5 (19)	0,32 0,43 0,43 0,33
Choque cardiogénico (%)	3 (6)	1 (8)	2 (7)	0,11
FEVE (%)	50	51	49	0,23

ATCD: antecedentes; FEVE: fração de ejeção do ventrículo esquerdo; HTA: hipertensão arterial; ICP: intervenção coronária percutânea; IRC: insuficiência renal crónica; NSTEMI: enfarte do miocárdio sem elevação do segmento ST; CABG: revascularização do miocárdio; STEMI: enfarte do miocárdio com elevação do segmento ST.

2- Caraterísticas angiográficas e processuais da população

Quando comparados os stents implantados nos dois grupos, houve uma diferença significativa, com menor diâmetro e comprimento do stent no grupo OS. No grupo OS, foram utilizados stents nus em dois casos e angioplastia com balão isolada (POBA) em um caso (Figura 2). No grupo CS, apenas foram utilizados stents activos. O rotablator foi utilizado em apenas um caso, no grupo CS. O sucesso do procedimento foi alcançado em 49 procedimentos (98%). O tempo de fluoroscopia não diferiu significativamente entre os procedimentos, mas a quantidade de meio de contraste iodado (ICP) foi significativamente maior no grupo OS.

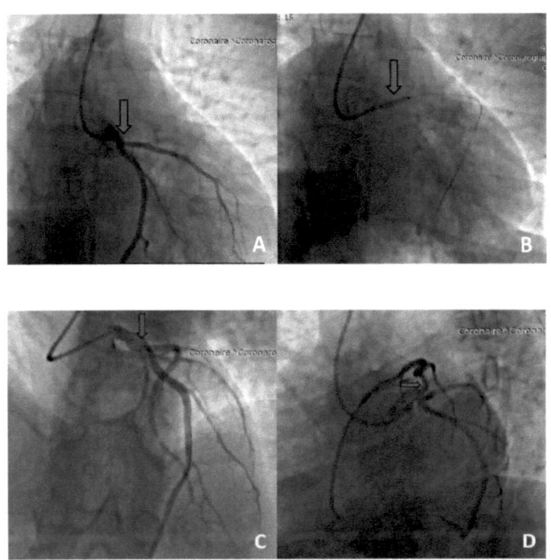

Figura 2: Angioplastia com balão da IVA ostial num homem de 31 anos admitido por enfarte prévio. A: Oclusão aguda da IVA ostial (seta). B: Angioplastia com balão (seta). C e D: Recanalização da IVA ostial sem stent (seta).

Todas as caraterísticas angiográficas e do procedimento estão resumidas na Tabela II.

Tabela II: Caraterísticas angiográficas e processuais da população

	Grupo 1: SO N = 23	Grupo 2: CS N = 27	P
Diâmetro do stent (mm)	3,1 ± 0,3	3,4 ± 0,4	< 0,001
Comprimento do stent (mm)	14,3 ± 3,2	25,6 ± 4,2	< 0,001
Número de stents	1,51 ±0,8	1,54 ±0,74	0,21
BMS (%) DES (%) POBA (%)	2 20 (87) 1	0 27 (100) 0	0,07
Tromboaspiração (%)	3 (13)	2 (7)	0,14
Rotablator (%)	0	1 (4)	0,3
Sucesso do procedimento (%)	22 (96)	27 (100)	0,65
Pinçamento do Cx >50%. (%)	3 (13)	10 (37)	< 0,001
Angioplastia Cx secundária (%)	0	2 (7)	< 0,001
Balão do beijo (%)	0	1 (4)	0,3
Tempo de fluoroscopia (min)	10,4 ±4,4	9,6 ±3,1	0,09
Meio de contraste (mL)	100 ±10	85 ±8	< 0,001

BMS: stent de metal puro; Cx: artéria circunflexa; DES: stent farmacológico; POBA: angioplastia com balão simples

3- Resultados de um ano

Durante um ano de seguimento de todos os doentes em ambos os grupos, verificou-se uma taxa muito baixa de MACE em 3 e 4 doentes, respetivamente (13% vs 15%, p=0,11). Apenas um caso de SV foi registado. Tratava-se de uma doente de 45 anos de idade que tinha sido submetida a stenting IVA ostial 10 dias antes. Foi submetida a recanalização da IVA por balão e tromboaspiração com bom resultado (Figura 3).

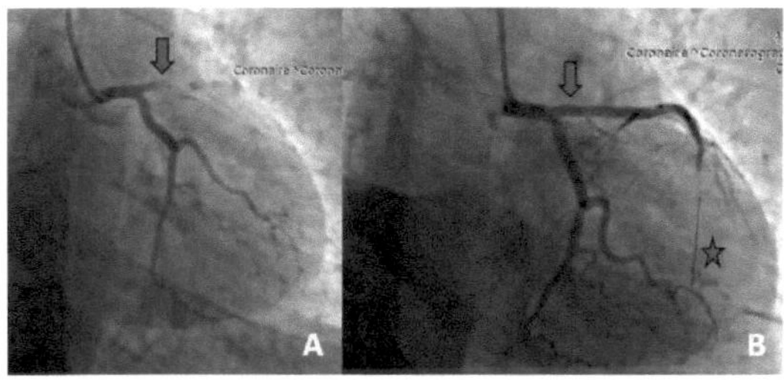

Figura 3: Um caso de trombose de stent IVA ostial. A: Trombose subaguda do stent (seta). B: Repermeabilização da IVA (seta) com embolização distal do trombo (estrela).

No final do seguimento, apenas um doente faleceu no grupo SC, enquanto nenhum faleceu no grupo OS (Tabela III).

Quadro III: Resultados a médio prazo

	Total N = 50		Grupo 1: SO N = 23		Grupo 2: CS N = 27		p
MACE (%)	7	(14%)	3	(13)	4	(15)	0,11
Mortalidade (%)	1	(2%)	0		1	(4)	0,3
IDM (%)	2	(4%)	1	(4)	1	(4)	0,87
TLR (%)	4	(8%)	2	(9)	2	(7)	0,67
- RIS	3		1		2		
- TS	1		1		0		

CS: crossover stenting; MI: enfarte do miocárdio; MACE: eventos cardíacos adversos major; OS: stenting ostial; RIS: reestenose intrastent; TLR: revascularização da lesão alvo; ST: trombose do stent.

DISCUSSÃO

1- Principais resultados do nosso estudo

Realizámos um estudo descritivo, retrospetivo e de centro único no departamento de cardiologia do Hospital Mongi Slim La Marsa durante um período de três anos, de janeiro de 2019 a dezembro de 2021. Foram incluídos 50 pacientes consecutivos com estenose IVA ostial significativa, excluindo estenose TCG, e divididos em dois grupos de acordo com a técnica de angioplastia (grupo OS: 23 pacientes e grupo CS: 27 pacientes). Os dois grupos eram comparáveis em termos de caraterísticas demográficas e clínicas, com predomínio do sexo masculino. O tabagismo (94%) seguido da diabetes (62%) e da hipertensão arterial (40%) foram os principais factores de risco na nossa população. Em termos de caraterísticas angiográficas e processuais, o grupo OS distinguiu-se por um comprimento de stent mais curto, menos complicações no óstio da circunflexa (Cx) e menor utilização de PDC. O seguimento a um ano não encontrou diferenças significativas em termos de MACE e mortalidade, com baixos níveis de LRT em ambos os grupos.

2- Pontos fortes e limitações do estudo

- ➢ Destaques do estudo

- A pertinência do tema, que constitui sempre um problema para o cardiologista de intervenção.

- O carácter exaustivo das inclusões faz com que este trabalho constitua um estudo da vida real.

- ➢ Limitações do estudo :

- O carácter retrospetivo e monocêntrico do estudo.

- O período de inclusão relativamente curto significou que o número de doentes em ambos os grupos era limitado. Este facto limitou o número de MACE e, consequentemente, o poder estatístico do estudo.

- A técnica de angioplastia foi deixada ao critério do operador.

- Não utilização de imagens endocoronárias por não estarem disponíveis.

- Análise angiográfica efectuada por um único cardiologista de intervenção.

- A heterogeneidade da população, que inclui tanto síndromes coronárias agudas como crónicas.

- A utilização de stents nus é responsável por um possível aumento do MACE.

3- Caraterísticas especiais das lesões ateromatosas da IVA ostial:

Está estabelecido que a aterosclerose coronária tem uma afinidade pelo segmento ostial e proximal da artéria IVA, particularmente nos seus primeiros dez milímetros. Este facto deve-se às caraterísticas hemodinâmicas particulares da bifurcação do tronco comum esquerdo. A IVA ostial sofre um fluxo arterial turbulento e oscilatório que é amortecido pela bifurcação. Combinados com a disfunção endotelial, esses constrangimentos físicos contribuem para a formação da placa ateromatosa [12-14]. Com o desenvolvimento da ultrassonografia endocoronariana, o estudo "in vivo" da placa ateromatosa tornou-se cada vez mais importante. Em estudo realizado por Hausmann et al, verificou-se que, em 69% dos casos, a placa ateromatosa estava localizada excentricamente na parede arterial oposta à carina que separa a IVA e a circunflexa [15].

Estas lesões proximais têm um pior prognóstico do que as lesões distais. Esta hipótese foi avançada pelo estudo randomizado CASS [16], que demonstrou que, no conjunto de todas as artérias, as lesões coronárias proximais têm pior prognóstico do que as lesões distais.

4- Caraterísticas clínicas da população

Na nossa série, a idade média da população foi de 63,5 ± 14 anos. Na literatura, a idade média dos pacientes com lesões isoladas de AVI ostial é bastante uniforme, variando de 55 a 65 anos.

O predomínio do sexo masculino encontrado na nossa população (86%) é consistente em todos estes estudos. No entanto, nem a idade nem o predomínio do sexo masculino são específicos para o envolvimento da AVI ostial na doença arterial coronária. A taxa de diabetes no nosso estudo (62%) foi significativamente mais elevada do que em todos os estudos internacionais, onde a proporção raramente excedeu os 40%, o que parece ser uma caraterística particular da população tunisina. Esta taxa elevada de diabetes na população tunisina não está apenas ligada a factores genéticos, mas também a uma alteração do estilo de vida (sedentarismo e stress) e à adoção de novos hábitos alimentares. Na nossa população, a taxa de tabagismo foi superior à descrita na literatura internacional (cerca de 60%) e mesmo a nível nacional por Abdennadher et al. em 2011 [17], o que está ligado à situação socioeconómica precária do país e ao fracasso das estratégias antitabágicas. A comparação com os resultados da literatura nacional e internacional está resumida na Tabela IV.

Quadro IV: Comparação das caraterísticas da população do nosso estudo com os dados da literatura

	Ano	Número (SO /CS)	Idade (OS/CS)	Homem (OS /CS) %	Diabetes (SO / SC) %	Tabaco (SO/ CS)	CRI (OS/ CS)	Angina estável (OS /CS) %
Soylu [18]	2022	97 (56 / 41)	(59.5 ± 13.7 61.6± 14.7)	(75 /73)	(42,9/ 48,8)	-	-	(44,6/ 53,7)
Elkhateeb [19]	2022	175 (150/ 25)	65 (64,5 / 67,7)	77,7 (78,7/72)	31,4 (31,3/ 32)	61,7 (58/84)	-	20 (20/20)
Rigatelli [20]	2019	74(38 /36)	(61,1/ 58,9)	(76,4/ 72,2)	(31,6 /50)	-	(31, 6 / 44,4)	0
BenAyed [21]	2017	76 (46 /30)	59,8± 4,4	80	52,6	58,5	12	30
O nosso estudo	2024	50 (23 /27)	63,5 (62,7/ 64,1)	86(87 /85)	62(61 /63)	94 (91/ 96)	26 (30 / 22)	56 (57 /55)

CS: crossover stenting; CKD: insuficiência renal crónica; OS: stenting ostial.

5- Particularidades angiográficas e processuais

Em nosso estudo, o stent ostial da IVA (OS) reduziu significativamente o comprimento dos stents implantados em comparação com o stent provisório (CO), bem como as complicações no óstio do Cx com maior uso de PDC. O kissing balloon não foi comummente utilizado na nossa série (apenas um caso no grupo CS), uma vez que simplificou o procedimento para além de um pinçamento significativo do óstio da Cx. O kissing balloon não parece ser necessário em técnicas de stent único, mas está a tornar-se obrigatório na gestão de bifurcações de stent duplo. O sucesso do procedimento foi alcançado em quase todos os doentes (49), demonstrando um procedimento seguro e fiável, independentemente da técnica utilizada. Este facto está de acordo com as séries nacionais e internacionais [18-21].

6- Prognóstico a médio prazo

Em nossa série, a taxa de MACE e mortalidade em um ano foram baixas, sem diferença significativa entre as duas técnicas de angioplastia. Este facto está de acordo com o recente estudo de Elkhateeb et al [19]. Por outro lado, dois outros estudos em 2019 [20] e 2022 [18] sugerem uma redução no MACE com stent crossover, mas sem diferença significativa na mortalidade.

7- Qual é a melhor técnica de angioplastia para lesões isoladas de novo da IVA ostial à luz dos dados actuais?

Perante uma lesão ostial isolada da AIE, o cardiologista de intervenção depara-se com o dilema entre o stent ostial exclusivo ou a cobertura do tronco comum esquerdo, com o risco de transformar uma lesão única num vaso numa lesão complexa em três vasos. Se o stent for incorretamente posicionado, o stent ostial pode levar a uma cobertura incompleta do óstio ou, pelo contrário, a uma protrusão excessiva para o TCG.

Por este motivo, foram desenvolvidas várias técnicas para melhorar o posicionamento exato no óstio da IVA:

- Técnica de retirada do stent [22]

Descrita por Schwartz et al. para lesões de bifurcação, esta técnica requer o uso de um segundo guia colocado no ramo colateral. O stent é primeiro avançado para além da lesão na guia do vaso alvo. Um balão compatível é avançado sobre a segunda guia e depois insuflado em frente à lesão ostial a baixa pressão (6-8 atm). O stent é retirado até se observar uma indentação no balão, altura em que o stent é libertado e os dois balões esvaziados.

- Técnica de pré-inflação parcial de stent IVA [23]

A implantação do stent na IVA ostial é frequentemente dificultada pelos movimentos oscilatórios do coração, que fazem com que o stent se desloque para a frente e para trás. A implantação precisa do stent pode ser facilitada pela pré-inflação a baixa pressão (2-4 atm) do balão no qual o stent está montado. Isto estabilizará o stent na estenose, permitindo simultaneamente um ajuste preciso da sua localização antes da implantação.

- Técnica de Szabo [24]

São avançados dois fios-guia, um na artéria IVA e outro na artéria circunflexa. O stent é então montado na guia IVA e enganchado na extremidade proximal da guia circunflexa na malha proximal do stent.

O stent é avançado ao nível da lesão IVA ostial até que o guia que engata as malhas proximais impeça o movimento para a frente. Uma flexão discreta desta guia indica um posicionamento correto.

O stent é insuflado a baixa pressão (6-8 atm) antes de a guia ser retirada da circunflexa, de modo a libertar o stent a alta pressão e conseguir uma boa implantação com cobertura completa do óstio. No seu recente consenso de 2021 [7], o CEP recomenda o uso de imagens endocoronárias para confirmar o envolvimento isolado da IVA (sem placa TCG) antes de considerar o stent ostial isolado, uma vez que a angiografia por si só subestima o envolvimento da TCG.

Para optar pela colocação de um stent isolado no ostial, devem estar reunidas várias condições:

- Ângulo aberto entre IVA e Cx

- Visualização perfeita do início do Cx

- Ausência de danos no TCG

Nestas condições, a utilização de um stent cobrindo todo o óstio da IVA e estendendo-se por uma ou duas malhas "flutuantes" ao nível da bifurcação do tronco comum esquerdo distal parece dar os melhores resultados [25]. É simples, seguro e reprodutível. Embora a protrusão de algumas malhas de stent na bifurcação do TCG seja freqüentemente observada, ela não está relacionada à ocorrência de eventos cardíacos subseqüentes. Noutros casos, particularmente quando o TCG distal está envolvido, recomenda-se a colocação de stent crossover seguido de POT e eventualmente kissing balloon.

CONCLUSÕES

As lesões isoladas da VIA ostial continuam a ser um desafio para o cardiologista de intervenção devido à sua localização a jusante do TCG e a montante de um grande território vascular. A técnica de angioplastia continua a ser debatida até aos dias de hoje, havendo quem defenda a colocação de stent focal no ostial e quem proponha a colocação de stent desde o TCG até à IVA. Em nosso trabalho, realizamos um estudo monocêntrico, retrospetivo e descritivo no departamento de cardiologia do Hospital Mongi Slim La Marsa durante um período de três anos, de janeiro de 2019 a dezembro de 2021, incluindo todas as angioplastias IVA ostiais. Inscrevemos 50 pacientes consecutivos divididos em dois grupos de acordo com a técnica de angioplastia: grupo 1 (OS) = 23 pacientes e grupo 2 (CS) = 27 pacientes. A idade média dos pacientes foi de 63,5 ± 14 anos. Os dois grupos eram comparáveis, com predomínio do sexo masculino (SR =6,14) e alta preponderância de tabagismo (94%) e diabetes (62%) em ambos os grupos. A apresentação clínica inicial foi a síndrome coronária crónica em mais de metade dos casos (56%). Quando comparados os stents implantados nos dois grupos, verificou-se uma diferença significativa, com menor diâmetro e comprimento do stent no grupo OS. O sucesso do procedimento foi alcançado em 49 casos (98%). O pinçamento do Cx e o stent secundário do Cx foram estatisticamente mais frequentes no grupo CS (p<0,001). O tempo de fluoroscopia não diferiu significativamente entre os procedimentos, mas a quantidade de contraste iodado (ICP) foi significativamente maior no grupo OS.No nosso estudo, a angioplastia da IVA ostial parece ser um procedimento seguro com taxas aceitáveis de MACE (14%) e baixa mortalidade (2%) no seguimento de um ano, sem diferença estatística entre os dois grupos. Claramente, o debate sobre a técnica ideal para a revascularização percutânea de lesões de AVI ostial continua, e estudos prospectivos de maior escala são necessários para esclarecer esta questão.

REFERÊNCIAS

1- Louvard Y, Thomas M, Dzavik V, Hildick-Smith D, Galassi AR, Pan M, et al. Classificação das lesões de bifurcação da artéria coronária e tratamentos: tempo para um consenso! Catheter Cardiovasc Interv. 2008;71(2):175-83.

2- Griffith LS, Platia EV, Angell CS, Grunwald L. Correlatos coronários arteriográficos e electrocardiográficos de morte súbita cardíaca. Ata Med Scandl. 1978;615:43-50.

3- Koenig W, Schinz A, Hofmann H. Doença coronária descendente anterior esquerda proximal e arritmias ventriculares complexas. Clin Cardiol. 1983;6(2):79-85.

4- Trappe HJ, Lichtlen PR, Klein H, Wenzlaff P, Hartwig CA. História natural da doença de vaso único. Risco de morte súbita coronária em relação à anatomia coronária e perfil de arritmia. Eur Heart J. 1989;10(6):514-24.

5- Grottum P, Svindland A, Walloe L. Localização de lesões ateroscleróticas na bifurcação do tronco da artéria coronária esquerda. Atherosclerosis. 1983;47(1):55-62.

6- Singh M, Gersh BJ, McClelland RL, Ho KKL, Willerson JT,

Penny WF, et al. Preditores clínicos e angiográficos de reestenose após intervenção coronária percutânea. Insights From the Prevention of Restenosis With Tranilast and Its Outcomes (PRESTO) Trial. 2004;109(22):2727-31.

7- Burzotta F, Lassen JF, Lefèvre T, et al. Percutaneous coronary intervention for bifurcation coronary lesions: the 15(th) consensus document from the European Bifurcation Club. EuroIntervention. 2021;16(16):1307-1317.

8- Rigatelli G, Zuin M, Baracca E, et al. Resultados clínicos a longo prazo do tratamento da doença da artéria descendente anterior isolada: stenting do ostial versus stent do tronco da coronária esquerda. Cardiovasc Revasc Med. 2019;20(12):1058-1062.

9- Thygesen K, Alpert JS, Jaffe AS, Simoons ML, Chaitman BR, White HD, et al. Terceira definição universal de enfarte do miocárdio. Eur Heart J. 2012;33(20):2551-67.

10- Kip KE, Hollabaugh K, Marroquin OC, Williams DO. The problem with composite end points in cardiovascular studies. the story of major adverse cardiac events and percutaneous coronary intervention. J Am Coll Cardiol. 2008;51(7):701-7.

11-Mauri L, Hsieh W, Massaro JM, Ho KKL, D'Agostino R, Cutlip DE. Stent thrombosis in randomized clinical trials of drug-eluting stents. N Engl J Med. 2007;356(10):1020-9.

12-Brown AJ, Teng Z, Evans PC, Gillard JH, Samady H, Bennett MR. Role of biomechanical forces in the natural history of coronary atherosclerosis (Papel das forças biomecânicas na história natural da aterosclerose coronária). Nat Rev Cardiol. 2016;13(4):210-20.

13-Soulis JV, Giannoglou GD, Chatzizisis YS, Farmakis TM, Giannakoulas GA, Parcharidis GE, et al. Spatial and phasic oscillation of non-Newtonian wall shear stress in human left coronary artery bifurcation: an insight to atherogenesis. Coron Artery Dis. 2006;17(4):351-8.

14-Soulis JV, Farmakis TM, Giannoglou GD, Louridas GE. Wall shear stress in normal left coronary artery tree. J Biomech. 2006;39(4):742-9.

15-Hausmann D, Lundkvist AJ, Friedrich G, Sudhir K, Fitzgerald PJ, Yock PG. Lumen and plaque shape in atherosclerotic coronary arteries assessed by in vivo intracoronary ultrasound. Am J Cardiol. 1994;74(9):857-63.

16- Emond M, Mock MB, Davis KB, Fisher LD, Holmes DR, Jr, Chaitman BR, et al. Sobrevivência a longo prazo de doentes tratados medicamente no Coronary Artery Surgery Study (CASS) Registry. Circulation. 1994;90(6):2645-57.

17- Abdennadher MM. Doença coronária isolada do óstio interventricular anterior: caraterísticas clínicas e estratégias terapêuticas (A propos de 80 cas) [Tese]. Medicina: Sfax; 2011. 122p.

18- Soylu K, Yıldırım U, Nasifov M, Uçar H, Taşbulak Ö, Allahverdiyev S, Göktekin Ö. Avaliação dos Resultados a Longo Prazo do Crossover ou Stenting Ostial Focal da Estenose Ostial da Artéria Descendente Anterior Esquerda. Anatol J Cardiol. 2022 Nov;26(11):827-831.

19- Elkhateeb O, Thambi S, Beydoun H, Bishop H, Quraishi A, Kidwai B, Title L. Long-term outcomes following ostial left anterior descending artery intervention with or without crossover to left-main. Am J Cardiovasc Dis. 2022 Apr 15;12(2):73-80. PMID: 35600287; PMCID: PMC9123417.

20- Rigatelli G, Zuin M, Baracca E, et al. Resultados clínicos a longo prazo do tratamento da doença da artéria descendente anterior isolada: stenting do ostial versus stent do tronco da coronária esquerda. Cardiovasc Revasc Med. 2019;20(12):1058-1062.

21- Ben Ayed H. Angioplastia da artéria interventricular anterior ostial: Caraterísticas clínicas, estratégias terapêuticas, resultados a médio prazo. [Tese]. Medicina: Tunis; 2017. 96p.

22- Kini AS, Moreno PR, Steinheimer AM, Prattipati M, Suleman J, Kim MC, et al. Eficácia da técnica de "pull-back" de stent para estreitamentos coronários não ostiais. Am J Cardiol. 2005;96(8):1123-8.

23- Hildick-Smith DJ, Shapiro LM. Posicionamento do stent da artéria coronária descendente anterior esquerda ostial: a pré-inflação parcial evita a oscilação do stent e facilita a implantação precisa. J Interv Cardiol. 2001;14(4):439-42.

24- Kern MJ, Ouellette D, Frianeza T. Uma nova técnica para ancorar stents para colocação exacta em estenoses ostiais: o fio da cauda do stent ou técnica de Szabo. Catheter Cardiovasc Interv. 2006;68(6):901-6.

25- Medina A, Martín P, De Lezo JS, Amador C, de Lezo JS, Pan M, et al. Anatomia da Carina Vulnerável e Lesões Ostiais na Artéria Coronária Descendente Anterior Esquerda após

Tratamento com Stent Flutuante. Revista Española de Cardiología (English Edition). 2009;62(11):12

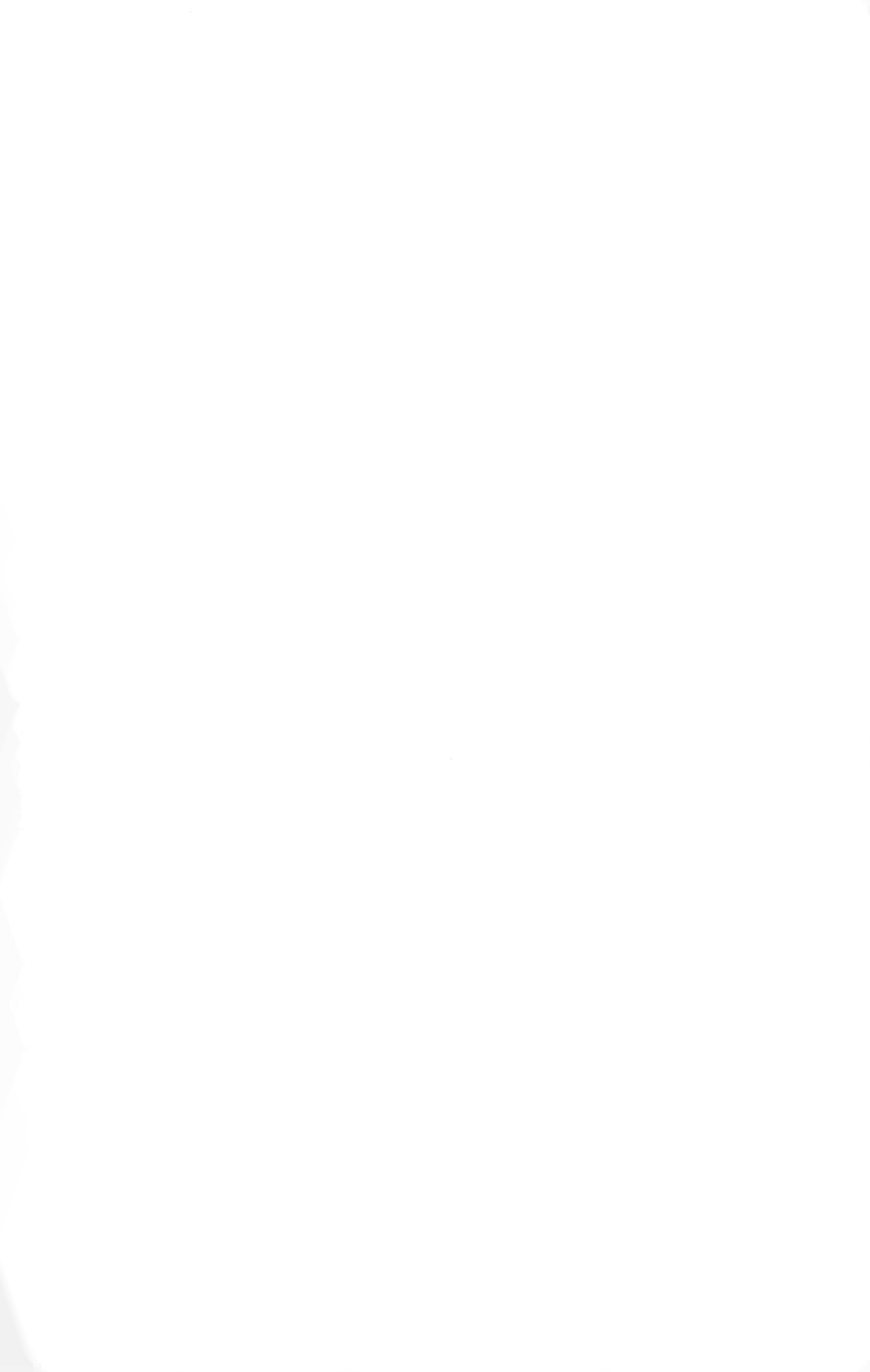

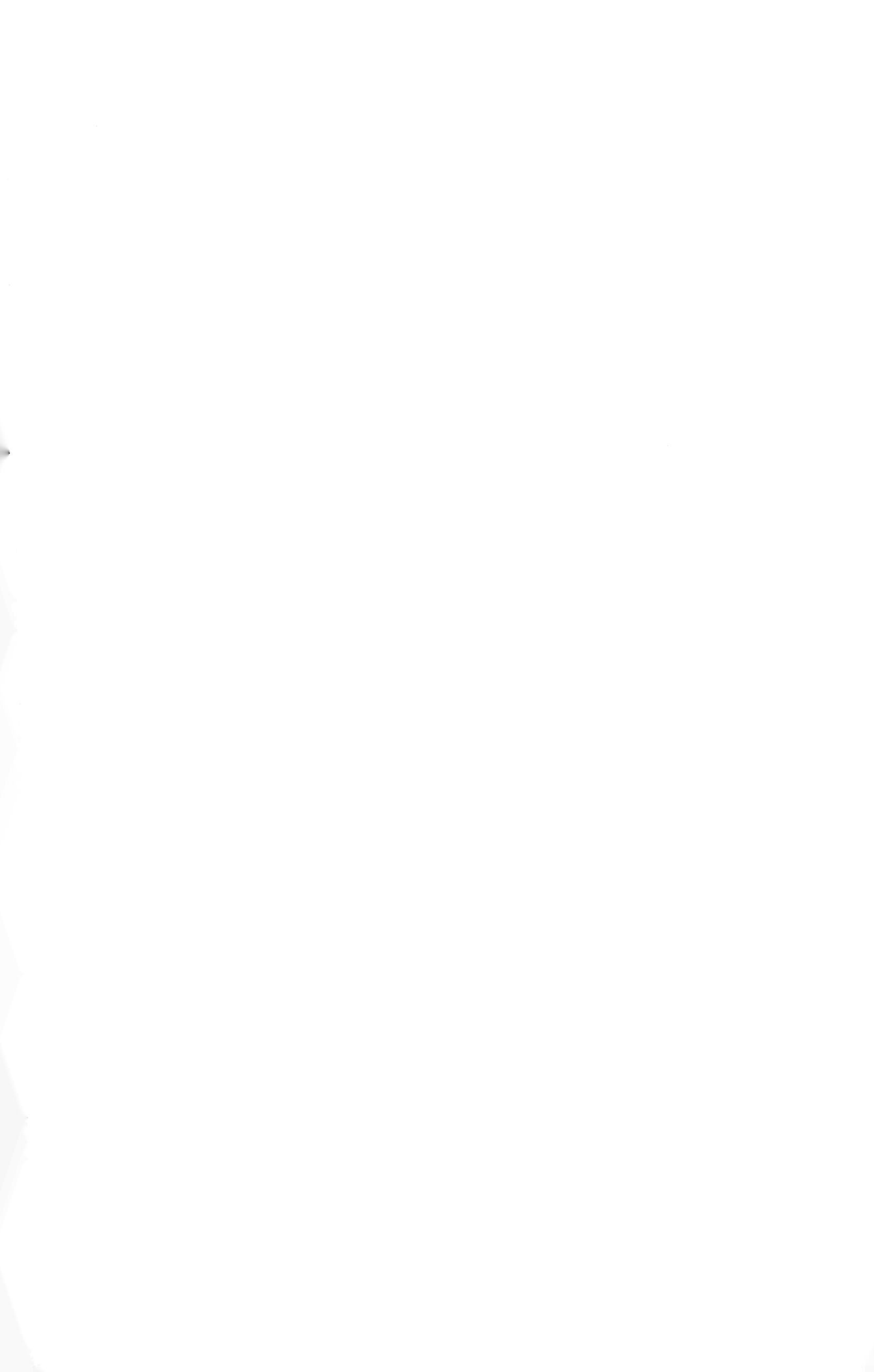

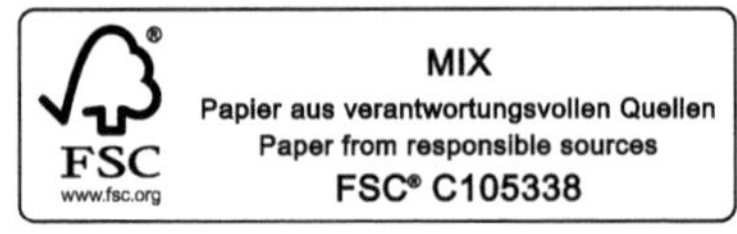

Printed by Books on Demand GmbH, Norderstedt / Germany